LE RHUMATISME

et

l' " Erséol Prunier "

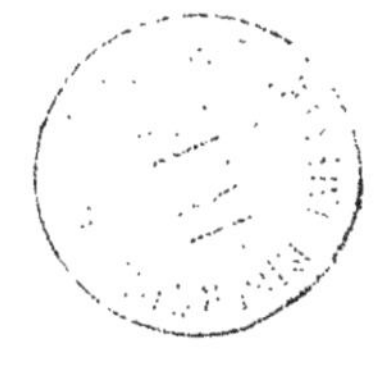

ÉTUDE

Chimique, physiologique et thérapeutique

du

Sulfosalicylate de Quinoléine pur

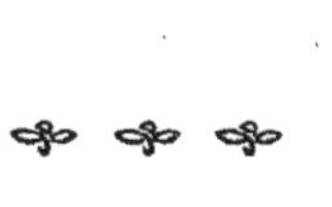

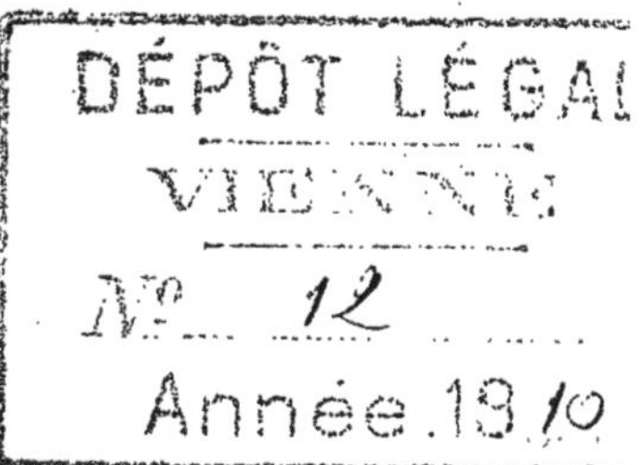

PARIS

6, AVENUE VICTORIA, 6

1911

LE RHUMATISME

ET

L'"ERSÉOL PRUNIER"

LE RHUMATISME

et

l' " Erséol Prunier "

❧

ETUDE

Chimique, physiologique et thérapeutique

du

Sulfosalicylate de Quinoléine pur

❧ ❧ ❧

PARIS

6, AVENUE VICTORIA, 6

—

1911

SOMMAIRE

PRÉFACE

L'idée qui a présidé à mes travaux a été la recherche d'une combinaison nouvelle de la Quinoléine pure, obtenue par synthèse, applicable à la thérapeutique humaine.

Les propriétés médicamenteuses de ce corps ne paraissant pas avoir été mises en lumière comme elles le méritaient, parce que les dérivés déjà expérimentés avaient été obtenus pour la plupart avec de la quinoléine impure, je me suis appliqué à trouver un corps nouveau, préparé à l'état de pureté chimique.

Après essais d'un certain nombre de combinaisons qui ne m'ont pas donné entière satisfaction par suite de leur instabilité, je me suis adressé à l'acide sulfosalicylique, qui me paraissait apte à surajouter ses propriétés particulières à celles de la quinoléine.

Au sel nouveau ainsi obtenu (le Sulfosalicylate de Quinoléine pur) j'ai donné le nom de pure fantaisie « Erséol », *que j'ai déposé comme marque de fabrique, pour le distinguer dès l'abord des produits commerciaux qui ne manqueront probablement pas de prendre naissance à la suite de la publication de mes recherches personnelles.*

G. Prunier,
Docteur en pharmacie (Université de Paris),
6, Avenue Victoria, Paris.

Août 1910.

II. — *Note sur la constitution et les propriétés chimiques du Sulfosalicylate de Quinoléine pur* [1].

Le Sulfosalicylate de Quinoléine se prépare par combinaison directe de l'acide sulfosalicylique pur avec la Quinoléine synthétique, en faisant réagir ces deux corps molécule à molécule.

Le Sulfosalicylate de Quinoléine se présente sous la forme d'un sel blanc cristallisé en houppes soyeuses, à odeur caractéristique, à réaction acide, peu soluble dans l'eau froide (1,547 o/o à + 17°), très soluble dans l'eau chaude, très soluble dans l'alcool, presque insoluble dans l'éther, le chloroforme, l'acétone, le benzène à froid.

Dans le tableau ci-après sont résumés les caractères fournis par ce sel, en solution aqueuse, sous l'action de divers réactifs.

	Solution à 1 0/0 de Sulfosalicylate de Quinoléine.
Solution.	Inodore, incolore.
Réaction au tournesol.	Acide.
Réaction à l'hélianthine.	Acide.
Acide chlorhydrique pur.	Pas de précipité (solution très concentrée, pas de précipité).
Perchlorure de fer.	Coloration rouge violacé.
Acétate neutre de plomb.	Pas de précipité.
Chlorure de calcium.	Pas de précipité.
Chlorure de baryum.	Léger louche.
Potasse.	Pas de précipité, mais odeur sensible et caractéristique de Quinoléine.

1. Ce travail a fait l'objet d'une communication à la Société de pharmacie de Paris, le 4 mai 1910, au nom de M. G. Prunier.

**

Acide nitrique fumant sur corps lui-même.	Dissolution complète avec coloration jaune d'or très marquée sous l'action de la chaleur, même après addition d'eau distillée.
Eau de chlore et ammoniaque.	Pas de coloration.
Eau de chlore, ferro-cyanure de potassium et ammoniaque.	Pas de coloration.
Réactif de Nessler.	Précipité blanc soluble dans l'alcool fort.
Bichlorure de mercure en solution à chaud.	Pas de coloration.
Chlorure d'or.	Précipité jaune clair.
Chlorure de platine.	Pas de précipité.
Sous-acétate de plomb.	Précipité, soluble dans l'acide acétique.

Le point de fusion du Sulfosalicylate de Quinoléine pur et anhydre est à 229°-230° ; il cristallise dans l'eau, perd vers 110° son eau de cristallisation en fondant partiellement, et son point de fusion s'élève ensuite à 229°.

La formule de ce corps est la suivante :

$$C^6H^3.\ SO^3H — OH — CO^2H = C^9H^7N$$

son poids moléculaire, 347.

Voici le résumé des dosages qui ont permis de déterminer la formule ci-dessus.

Titrage acidimétrique.

Poids de substance sur lequel on a opéré, 1 gr. 935.

On a ajouté 20 cmc. de NaOH normale et chauffé à feu nu à l'ébullition jusqu'à disparition du produit huileux qui s'est séparé (Quinoléine). On a titré avec SO^4H^2 normal en présence de phtaléine. On a trouvé 8 cm. 7, d'où 20 — 8,7 = 11,3, employés à la neutralisation.

11,3 correspondent à 1,935

et 1,000 — $\frac{1935}{11,3} = 172$ soit avec deux acidités 172 × 2 = 344 = son poids moléculaire.

Dosage d'azote.

On a opéré sur 0 gr. 6539 de substance.

On a trouvé 23 cmc. 5 à la pression de 735 ; température = 18° ; tension de la vapeur d'eau : 15,3, ce qui correspond à un poids d'azote de 27,05.

D'où azote o/o = $\frac{0,02705}{0,65\ 39} = 4,13$ o/o.

Azote théorique $\frac{14}{347} = 4,03$ o/o. Trouvé 4,13.

Dosage de soufre.

On a opéré sur 0 gr. 9262 de substance.

On a trouvé 0 gr. 6205 de SO^4Ba,

qui correspondent à $\frac{233}{32} \times 0,6205$ de S = 0 gr. 08521.

D'où S o/o = $\frac{0,08521}{0,9262} = 9,1$ o/o

Soufre théorique $\frac{32}{347} = 9,1$ o/o.

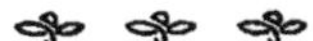

III. — *Expériences pour la détermination du degré de toxicité du Sulfosalicylate de Quinoléine pur.*

On a fait de ce sel une solution à 1 o/o en chauffant légèrement au bain-marie. Le sel ne s'est pas déposé à froid.

Les essais ont été faits par voie intraveineuse sur le lapin, et par voie sous-cutanée sur le cobaye.

I. — *Voie intraveineuse.* — *Lapin.*

1° Un lapin a reçu en injection dans la veine marginale de l'oreille 50 cc. Cet animal, qui pesait 2.120 grammes, a présenté quelques symptômes d'intoxication grave (dyspnée, contractions spasmodiques, affaissement), mais il a survécu.

Poids au bout de 8 jours, 2.190 grammes.

2° Lapin pesant 1.800 grammes. Injection pratiquée comme la précédente. Mort à 56 cc. ; avait donc reçu 31 cc. par kilogr., soit o gr. 31.

3° Lapin pesant 1.930 grammes. A reçu 60 cc. avant de succomber, ce qui donne encore exactement 31 cc. par kilogr., soit o gr. 31.

4° Lapin pesant 2.100 grammes. Mort à 57 cc. 5, soit 27 cc. 2 par kilogr., soit o gr. 27 de produit par kilogr.

ACCUMULATION

La dose mortelle par injection intraveineuse se trouvait ainsi déterminée. Il était intéressant de savoir encore s'il pouvait y avoir accumulation pour des doses non toxiques. Pour fixer ce dernier point, on a injecté à un lapin d'abord

40 cc. de solution par voie sous-cutanée, puis six jours après 50 cc., puis 8 jours après 50 cc. nouveaux.

Cet animal, qui pesait, lors de la première injection, 2.200 grammes, a présenté un amaigrissement notable et progressif. Il ne pesait plus, en effet, que 1.820 grammes 17 jours après la première injection. L'amaigrissement s'est accentué jusqu'au 21e jour, puis le poids s'est peu à peu relevé. Le 26e jour, il est de 2.180 grammes. Il ne semble donc pas y avoir accumulation. S'il en était autrement, cela prouverait, en tous cas, une toxicité relativement faible pour le produit essayé.

II. — *Voie sous-cutanée.* — *Cobaye.*

1° Cobaye pesant 655 grammes. A reçu, en injection sous-cutanée, 5 cc. de la solution à 1 o/o déjà employée dans les essais précédents. Cet animal n'a présenté aucun symptôme d'intoxication ; pas d'amaigrissement. Le 5e jour, en effet, il pèse 700 grammes ; le 15e jour, il pèse 760 grammes.

2° Cobaye pesant 600 grammes. A reçu 10 cc. A présenté quelques symptômes d'intoxication (affaissement, torpeur, diminution de l'appétit) suivis d'un amaigrissement tel que, le 4e jour après l'injection, l'animal ne pesait plus que 570 grammes, A peu à peu repris son appétit et son entrain. Retour au poids normal le 11e jour.

3° Cobaye pesant 600 grammes. A reçu 15 cc. Survie avec amaigrissement de 45 grammes, en 6 jours ; a repris son appétit et son poids le 9e jour.

4° Cobaye pesant 655 grammes. A reçu 20 cc. Survie avec amaigrissement. Ne pesait plus, en effet, que 620 grammes 4 jours après l'injection.

5° Cobaye pesant 660 grammes. A reçu 30 cc. Mort le

lendemain. Avait succombé pendant la nuit. Principaux viscères congestionnés.

Ces deux dernières expériences prouvent que la toxicité est voisine de 25 cc. par 700 grammes d'animal.

6° Cobaye pesant 680 grammes. A reçu 22 cc. Survie avec amaigrissement très marqué. Poids, 605 grammes le 6e jour.

7° Cobaye pesant 715 grammes. Reçoit 25 cc. Survie avec accidents manifestes d'intoxication, amaigrissement encore plus marqué. Pèse 610 grammes le 8e jour.

8° Cobaye pesant 710 grammes. Reçoit 24 cc. Mort le 3e jour. Pesait 605 grammes. Le maximum d'effet nuisible, avec courte survie, a donc été pour une dose de 24 cc. pour 710 grammes.

Conclusions.

1° La toxicité du Sulfosalicylate de Quinoléine est donc de $\frac{0,31 + 0,27}{2}$ = 0 gr. 29 (vingt-neuf centigrammes) par kilogr. de lapin, en injection intraveineuse.

2° Il ne semble pas y avoir accumulation du produit quand on pratique des injections sous-cutanées assez rapprochées chez le lapin.

3° La toxicité par voie sous-cutanée a été déterminée sur le cobaye. Elle a donné, comme résultat, une dose de 34 cc. par kilogr. d'animal, soit 0 gr. 34, c'est-à-dire une faible toxicité.

IV. — *Recherches bactériologiques sur le pouvoir antimicrobien du Sulfosalicylate de Quinoléine.*

L'étude du pouvoir antiseptique d'un corps déterminé semble nécessiter seulement la connaissance de l'effet produit sur une culture en pleine activité. Celle-ci est-elle arrêtée dans son développement, de façon qu'un ensemencement, après réaction, soit infertile, on a, en effet, la certitude que le corps en expérience est capable de tuer à jamais le microbe témoin. S'ensuit-il cependant que le contraire ne puisse être vrai, c'est-à-dire qu'une substance paraissant peu bactéricide pour un microbe déterminé soit inutilisable dans la lutte contre ce microbe lui-même ? L'expérience seule pouvait répondre, et elle a montré que le problème est loin d'être aussi simple qu'on pouvait le supposer *a priori*.

Les qualités biologiques intrinsèques des microbes et les propriétés chimiques du corps en expérience dominent la question, car presque toujours toute modification de la réaction du milieu où vivent les microbes peut fausser les résultats. Il y a à tenir compte de la solubilité du produit à essayer, qui ne peut agir qu'en contact parfait. Il y a enfin à faire une distinction très nette entre le pouvoir infertilisant et le pouvoir bactéricide. L'acide phénique, par exemple, très bon infertilisant à des doses minimes, n'est microbicide pour certaines espèces qu'à des doses élevées. Et le fait paraît général.

Ayant donc à étudier les propriétés antimicrobiennes d'un corps nouveau, le Sulfosalicylate de Quinoléine, il a fallu en déterminer les caractères physiques et chimiques, et, ceux-ci connus, nous demander quels microbes pathogènes pouvaient être utilisés, sans crainte que les propriétés du corps à essayer puissent intervenir d'une manière anormale.

Le Sulfosalicylate de Quinoléine étant soluble dans l'eau à la température ordinaire dans la proportion de 1,5 o/o, les solutions concentrées ont dû être écartées. Et ce sel possédant une acidité assez notable, nous avons été amené à n'employer comme sujets d'expériences que des microbes pathogènes peu sensibles à cette acidité.

C'est pourquoi nous avons choisi le bacille d'Eberth et le staphylocoque doré, pour lesquels nous avons déterminé le pouvoir infertilisant et le pouvoir bactéricide du Sulfosalicylate de Quinoléine.

Pouvoir infertilisant, c'est-à-dire plus petite dose qui, ajoutée à un milieu nutritif, le rend stérile.

Pouvoir bactéricide, c'est-à-dire plus petite dose qui, dans des conditions données, tue les germes sur lesquels on le fait agir.

EXPÉRIENCES FAITES SUR LE BACILLE D'EBERTH

A) Pouvoir infertilisant.

- Sept ballons de 100 cc. bouillon nutritif ont été additionnés des doses ci-dessous de solution de Sulfosalicylate de Quinoléine (dans l'eau stérilisée), puis ensemencés avec du bacille d'Eberth, et mis à l'étuve à 37°.

1er ballon	5 cc.	teneur en Sulfosalicylate	de Quinoléine	de 0 gr. 476	p. 1.000 cc.
2e	—	10 cc.	—	—	0 gr. 909	—
3e	—	15 cc.	—	—	1 gr. 304	—
4e	—	17 cc.	—	—	1 gr. 452	—
5e	—	18 cc.	—	—	1 gr. 525	—
6e	—	19 cc.	—	—	1 gr. 596	—
7e	—	20 cc.	—	—	1 gr. 666	—

Au bout de 48 heures :

1er	ballon	culture nette
2e	—	—
3e	—	—
4e	—	—
5e	—	pas de culture
6e	—	—
7e	—	—

Donc : dose infertilisante pour le Sulfosalicylate de Quinoléine à l'égard du bacille d'Eberth, 1 gr. 525 pour 1.000 cc.

B) Pouvoir bactéricide.

a) Un ballon de 100 cc. de bouillon nutritif a été ensemencé de bacille d'Eberth, mis 24 heures à 37°, puis placé ensuite 48 heures à 18-20°.

Au bout de ce temps, ajouté dans le ballon 0 gr. 50 Sulfosalicylate de Quinoléine, agité.

Avec ce bouillon, ensemencé au bout des temps indiqués ci-dessous, des tubes de 10 cc. bouillon stérile, qui ont été placés ensuite 24 heures à 37°.

1/4 d'heure	culture nette
1/2 heure	—
1 —	—
2 —	—

Donc 0 gr. 50 de Sulfosalicylate de Quinoléine ajoutés à 100 cc. de culture d'Eberth à 18-20° ne tuent pas cette culture même après 2 heures de contact.

b) Un ballon de 100 cc. de bouillon nutritif a été ensemencé de bacille d'Eberth mis 24 heures à 37°, puis placé ensuite 48 heures à 18-20°.

Au bout de ce temps, ajouté dans le ballon 0 gr. 50 Sulfosalicylate de Quinoléine, agité.

Avec ce bouillon, ensemencé, au bout des temps indiqués ci-dessous, des tubes de 10 cc. bouillon stérile qui ont été placés ensuite 24 heures à 37° :

2	heures	culture nette
3	—	—
4	—	—
5	—	—
20	—	—

Donc 0 gr. 50 Sulfosalicylate de Quinoléine ajoutés à 100 cc. culture d'Eberth à 18-20° ne tuent pas cette culture, même après 20 heures de contact.

Les expériences ci-dessus A et B n'ayant pas permis d'aboutir au résultat cherché, il était nécessaire de modifier le mode opératoire suivi.

A signaler que d'ordinaire on doit opérer, comme nous l'avons fait ci-dessus, sur des cultures à 18-20°, parce que, à température plus élevée, le pouvoir bactéricide des corps se trouve pour ainsi dire exalté, tandis qu'à 18-20° on se place dans les conditions les plus favorables à la résistance des germes.

Le composé à examiner ayant un pouvoir bactéricide faible, et d'autre part sa solubilité à 18-20° n'étant pas très élevée, les expériences suivantes furent exécutées à 37-38°.

c) Un ballon de 100 cc. bouillon nutritif a été ensemencé de bacille d'Eberth, et mis 24 heures à 37-38°.

Ajouté alors 1 gramme Sulfosalicylate de Quinoléine, agité, remis le ballon à 37-38°.

Avec ce bouillon, ensemencé, au bout des temps indiqués ci-dessous, des tubes de 10 cc. bouillon stérile qui ont été placés ensuite 24 heures à 37°.

1	heure	culture nette
2	—	—
4	—	—
6	—	—
8	—	pas de culture

Donc 1 gramme Sulfosalicylate de Quinoléine ajouté à 100 cc. de culture d'Eberth à 37-38° tue cette culture en moins de 8 heures de contact et plus de 6 heures.

EXPÉRIENCES FAITES SUR LE STAPHYLOCOQUE DORE

A') Pouvoir infertilisant.

6 ballons de 100 cc. de bouillon nutritif ont été additionné sdes doses ci-dessous de solution de Sulfosalicylate de Quinoléine (dans l'eau stérilisée), puis ensemencés avec du staphylocoque doré, et mis à l'étuve à 37°.

1er	ballon	10 cc.	teneur en	Sulfosalicylate de	Quinoléine de 0 gr. 909	p. 1.000 cc.
2e	—	15 cc.	—	—	1 gr. 304	—
3e	—	20 cc.	—	—	1 gr. 666	—
4e	—	25 cc.	—	—	2 gr. 000	—
5e	—	30 cc.	—	—	2 gr. 307	
6e	—	32,5 cc.	—	—	2 gr. 424	

Au bout de 48 heures :

1er	ballon	culture nette
2e	—	—
3e	—	—
4e	—	—
5e	—	—
6e	—	pas de culture

Donc, dose infertilisante pour le Sulfosalicylate de Quinoléine à l'égard du staphylocoque doré.

2 gr. 424 pour 1.000 cc.

B') Pouvoir bactéricide.

Les expériences faites précédemment sur le bacille d'Eberth ayant montré que le pouvoir bactéricide du Sulfosalicylate de Quinoléine était relativement faible, nous avons, comme avec le bacille d'Eberth, opéré non pas à 18-20°, mais à 37-38°.

Un ballon de 100 cc. bouillon nutritif a été ensemencé de staphylocoque doré, et mis 24 heures à 37-38°.

Ajouté alors dans le ballon 1 gramme Sulfosalicylate de Quinoléine, agité, remis à l'étuve à 37-38°.

Avec ce bouillon, ensemencé, au bout des temps indiqués ci-dessous, des tubes de 10 cc. de bouillon stérile qui ont été placés ensuite 24 heures à 37-38°.

1/2	heure	culture nette
1	heure	—
2	—	—
3	—	—
4	—	—
20	—	—
40	—	pas de culture

Donc 1 gramme Sulfosalicylate de Quinoléine ajouté à 100 cc. de culture de staphylocoque doré tue cette culture entre 20 et 40 heures seulement à 37-38°.

CONCLUSIONS

1° Le Sulfosalicylate de Quinoléine à la dose de 1,5 0/00 possède sur le bacille d'Eberth un pouvoir infertilisant très marqué, se rapprochant de celui de l'acide phénique.

Son action est moindre sur le staphylocoque doré.

2° Le Sulfosalicylate de Quinoléine nécessitant comme

bactéricide des doses relativement élevées, il nous paraît logique de l'utiliser comme antiseptique prophylactique.

Enfin ses composants, tous deux réellement actifs, indiquent son utilisation dans les manifestations morbides sur lesquelles les propriétés physiologiques connues de ceux-ci ont déjà fait leur preuve.

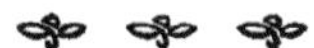

V. — *Considérations générales sur le rhumatisme.*

Le terme de rhumatisme a longtemps désigné les états morbides les plus divers. On appelait ainsi toute affection articulaire, toute lésion fluxionnaire et passagère, tout accident occasionné par le froid. Tous les tissus, tous les organes et viscères, pouvaient être simultanément ou à tour de rôle le siège de la maladie.

Ordinairement, le rhumatisme, pour s'implanter et évoluer, exige un terrain spécial, celui de l'arthritisme. Sous le nom d'*arthritis*, Hippocrate et les médecins de l'antiquité comprenaient le rhumatisme articulaire aigu, le rhumatisme chronique, la goutte. Aujourd'hui, l'arthritisme exprime une diathèse, un état général de l'organisme qui prédispose au rhumatisme, à la goutte, au diabète, à l'obésité, à la migraine, à l'eczéma, bref à toutes ces affections que M. Bouchard attribue à un ralentissement de la nutrition. Il faut remarquer, cependant, que la polyarthrite aiguë éclate quelquefois sur un terrain qui semble indemne de toute tare arthritique.

Depuis longtemps, les cliniciens avaient porté leur attention sur les arthrites qui surviennent dans les états infectieux ; ils ne les avaient pas séparées du rhumatisme.

C'est M. Bouchard qui, en 1881, établit formellement la distinction entre la polyarthrite aiguë fébrile et les pseudo-rhumatismes infectieux. « Toutes les maladies infectieuses, dit-il, peuvent présenter parmi leurs manifestations contingentes des déterminations absolument distinctes du rhumatisme et relevant de l'infection générale de l'économie. » Toutes les études ultérieures ont confirmé la vérité de ce précepte.

Enfin, on signale encore diverses variétés d'arthropathies rangées sous le vocable rhumatisme chronique. Elles sont habituellement d'origine arthritique, en rapport quelquefois avec le rhumatisme articulaire aigu, avec des arthrites infectieuses aiguës, dont elles ne sont que la continuation atténuée ; souvent elles naissent et se développent sous l'influence des maladies générales, par ralentissement de la nutrition, dyspepsies, asthme, lithiase biliaire ou rénale, etc. ; d'autres fois, elles sont dues à l'action directe mais lente du froid humide.

Les considérations générales qui précèdent permettent d'enfermer toutes les variétés de rhumatismes dans trois classes principales :

1° Le rhumatisme articulaire aigu, franc, polyarthrite aiguë, infectieuse, spécifique, dont l'agent pathogène n'est pas encore découvert ;

2° Les pseudo-rhumatismes infectieux, localisations articulaires d'infections microbiennes, dont l'agent est connu ou demeure encore caché ;

3° Le rhumatisme chronique, vocable qui comprend un certain nombre d'arthropathies à évolution lente, qu'il est difficile de classer, parce que leur véritable nature est encore ignorée.

RHUMATISME ARTICULAIRE AIGU

A) *Etiologie.* — *Causes extérieures.* — Le rhumatisme articulaire aigu est une maladie des pays tempérés ; il sévit dans le centre et le nord de l'Europe. Les observations faites dans les milieux militaires ont montré que sa plus grande fréquence se manifestait dans les derniers mois de l'hiver et au commencement du printemps. D'après M. Kelsch, « les observations d'ensemble désignent, au nord, au centre de l'Europe, et jusque dans le bassin de la Méditerranée, la saison froide, humide, marquée par de brusques transitions de l'état atmosphérique, comme la plus favorable au développement de cette maladie ».

Le rhumatisme articulaire aigu peut-il régner sous forme d'épidémie ? Chomel le croyait. On a rapporté des cas qui se seraient produits à Zurich, à Lausanne, à Francfort. Fiessinger a vu, à Oyonnax, le rhumatisme vagabonder, depuis quelques années, entre une dizaine de maisons. Pocock et Schaefer auraient relevé un cas de transmission de la mère au fœtus. Néanmoins, le caractère contagieux du rhumatisme n'est pas encore démontré.

Causes occasionnelles. — Le froid occupe la première place, parmi les causes capables d'occasionner le rhumatisme. Ou bien le coup de froid frappe brusquement, si, couvert de sueur, on est surpris par la pluie, si l'on couche sur la terre mouillée ; ou bien il s'incruste lentement, à petites doses, mais sans arrêt, chez ceux qui habitent les logements humides.

Le surmenage physique est encore une cause de la polyarthrite fébrile. Il agit de deux manières : en irritant mécaniquement les articulations et les plaçant en état de moindre résistance ; en infectant l'organisme des produits de la désassimilation musculaire chargés d'acides, de leucomaïnes, et le mettant en état d'opportunité morbide.

Une troisième cause de rhumatisme, c'est le traumatisme, soit qu'il réveille des arthropathies endormies chez d'anciens rhumatisants, soit qu'il les provoque de lui-même pour la première fois.

On a encore indiqué, comme facteurs de rhumatismes, les émotions, la frayeur, les soucis, les chagrins. L'influence de toutes ces causes s'explique fort bien par l'axiome énoncé par Hanot : « Tout ce qui affaiblit prédispose. »

Causes individuelles. — *Arthritisme.* — Le rhumatisme articulaire aigu a son maximum de fréquence de 15 à 40 ans. C'est la période de la vie où l'activité fonctionnelle et la fatigue des articulations sont à leur comble. Les deux sexes y sont également exposés. Suivant Hanot, les chiffres relatifs aux sexes varient, pour chaque pays, en raison des labeurs plus ou moins rudes que les mœurs leur imposent. En résumé, c'est le sexe qui travaille le plus qui paie le plus large tribut.

Le rhumatisme aigu est-il directement héréditaire ? Les diverses statistiques publiées à ce sujet sont loin de concorder. L'opinion généralement admise est que la polyarthrite fébrile n'est pas plus héréditaire que les autres maladies infectieuses. A l'hérédité appartient l'état général, le terrain propice à l'éclosion et au développement du germe rhumatismal, l'état diathésique, le trouble nutritif, comme dit M. Bouchard. Si l'on consulte les statistiques de ce dernier, on note dans les antécédents héréditaires des rhumatisants l'obésité, le diabète, la goutte, la lithiase biliaire et rénale, les épistaxis, la migraine, les hémorroïdes, en un mot, tous les stigmates de l'arthritisme.

Dans la pratique, on ne doit jamais négliger les rapports du rhumatisme et de l'arthritisme ; il faut savoir qu'il est nécessaire de soigner l'arthritisme pour éviter le retour de poussées articulaires. La polyarthrite aiguë, en effet, est une maladie à répétition. Il est fort rare que la première attaque ne soit pas suivie de plusieurs autres. On en a compté jusqu'à dix chez certains malades. Il faut admettre qu'après le premier accès on reste rhumatisant, comme on demeure paludéen après la première atteinte de malaria.

B) *Pathogénie.* — Deux théories principales s'efforcent d'expliquer la genèse du rhumatisme, la théorie humorale et la théorie microbienne. Une troisième, la théorie névrotrophique, semble contenir une part de vérité. La voici, résumée en quelques mots : Certains auteurs, frappés de la mobilité, de la symétrie des déterminations rhumatismales, des symptômes généraux, si particuliers à ce mal, leur ont assigné une origine nerveuse centrale. Pour eux, les arthrites ne seraient que le résultat d'une action réflexe trophique. Il n'est pas douteux que nombre de symptômes de la polyarthrite dépendent du système nerveux impressionné par le virus ou la toxine du rhumatisme. Or cette impression préalable et nécessaire du système nerveux nous détermine à refuser l'autonomie à cette théorie et à la comprendre dans les limites des deux autres.

La théorie humorale est la plus ancienne. Sydenham, Boerhave, Van Swieten, accusaient une humeur peccante. Les recherches modernes sont venues démontrer l'acidité de toutes les humeurs de l'organisme ; hyperacidité des sueurs, de l'urine, des épanchements articulaires, pleural, péricardique. Mais on n'est pas d'accord sur l'acide pathogène. L'action de l'acide urique, de l'acide lactique, n'est pas formellement établie.

****

La théorie microbienne sollicite aujourd'hui l'esprit des médecins et gagne chaque jour du terrain. Disons, toutefois, que les nombreuses recherches bactériologiques entreprises pour découvrir le germe spécifique n'ont abouti à aucun résultat précis. Cette théorie ne repose donc pas sur une démonstration scientifique. Mais l'hyperthermie, l'état général, l'albuminurie, la péricardite, la pleurésie, constituent, par analogie avec d'autres infections connues, de puissants arguments cliniques en faveur de la nature infectieuse de la maladie. L. de Saint-Germain, constatant, dans sa thèse, le résultat négatif des recherches bactériologiques, conclut ainsi : « La clinique permet donc seulement jusqu'à présent de considérer comme très probable la nature infectieuse du rhumatisme articulaire aigu. »

L'économie proportionne ses moyens de défense à l'attaque qu'elle subit. Un microbe n'abandonne pas facilement son lieu d'implantation ; par conséquent les lésions microbiennes sont fixes et durables. Nous en avons la preuve dans les arthrites infectieuses. Lorsque l'organisme doit se défendre contre un élément figuré, bactéries, parasites, il dirige contre lui des organites, leucocytes, phagocytes, d'où congestion à la place atteinte, diapédèse des globules blancs, lutte acharnée entre les microbes et les phagocytes qui jonchent de leurs débris le terrain du combat, d'où, enfin, inflammation véritable, et presque toujours suppuration.

Aux endroits touchés par l'agent rhumatismal, l'organisme envoie seulement des torrents d'eau pour diluer cet agent, le noyer, annihiler sa nocivité : d'où congestion simple. afflux de sérosité. Ces deux caractères essentiels du rhumatisme : la mobilité des manifestations, la forme fluxionnaire de l'attaque, semblent justifier la théorie humorale.

PSEUDO-RHUMATISME INFECTIEUX

Les arthropathies survenant au cours des maladies infectieuses ont été confondues, jusqu'en ces derniers temps, avec le vrai rhumatisme. Bouillaud avait pressenti la diversité de leur nature, et il avait donné le nom de pseudo-rhumatismes à certaines arthrites créées par quelques infections. Besnier, plus récemment, a employé ce même terme pour désigner les mêmes manifestations articulaires. Mais ni Bouillaud, ni Besnier, ni, plus tard, J.-B. Tessier et Lasègue n'arrivèrent à comprendre nettement la différence, encore moins à imposer la séparation du rhumatisme vrai des arthropathies infectieuses. A M. Bouchard était réservé l'honneur de faire triompher cette notion. Dans son cours de 1881, il précisa clairement les causes, la nature, les caractères des pseudo-rhumatismes. Toutes les observations cliniques, toutes les recherches bactériologiques, n'ont fait que confirmer, depuis vingt ans, la vérité de cette découverte. Elles ont montré, en outre, la fréquence avec laquelle ces arthrites aboutissent à la suppuration.

On divisait les pseudo-rhumatismes en deux grandes classes. La première renfermait ceux qui éclataient au cours d'infections bien connues, déterminées ; la seconde comprenait ceux dont l'agent spécifique demeurait ignoré. M. Bouchard appelait ces derniers : pseudo-rhumatismes infectieux proprement dits. Pour la commodité de l'étude, on a gardé cette classification.

Étiologie. — Les arthrites infectieuses sont plus communes chez les jeunes sujets ; elles atteignent particulièrement les jointures mises en état de moindre résistance par un traumatisme, la fatigue, le froid, une phlegmasie antérieure ou un trouble nerveux des membres.

Toutes les infections peuvent avoir des complications articulaires. Elles se rangent ainsi par ordre d'importance : blennorrhagie, érysipèle, infection puerpérale, infection urinaire, pyohémie, pneumonie, scarlatine, fièvre typhoïde, diphtérie, variole, rougeole, dysenterie, grippe, syphilis, oreillons, morve.

Bactériologie. — Lorsqu'on pratique l'examen bactériologique des exsudats retirés des articulations atteintes de pseudo-rhumatisme, trois cas peuvent se présenter : 1° on y trouve l'agent spécifique de l'infection générale ; 2° on y rencontre des microbes d'infections secondaires ; 3° on n'y découvre aucun parasite.

Etudions plus longuement chacune de ces trois solutions.

1° On trouve l'agent spécifique de l'infection primitive. La blennorrhagie, la pneumonie, la fièvre typhoïde, sont, en dehors des septicémies staphylococciques et streptococciques, les trois seules maladies dont on ait dépisté le germe spécial dans les épanchements des jointures affectées.

Dans la blennorrhagie, on compte les cas où le gonocoque a pu être décelé d'une façon certaine dans le liquide articulaire. On cite les faits positifs de Deutschmann (1890), de Lindemann (1892), de Stern (1892), de Hausehalter (1895), de Griffon (1895), de Macaigne et Tollemer (1893). A côté de ces rares résultats indiscutables, des milliers de recherches ont été infructueuses. Il est donc permis d'affirmer que, dans les arthropathies blennorrhagiques, la présence du gonocoque est exceptionnelle.

Par contre, dans la pneumonie, le pneumocoque est

fréquemment isolé de l'exsudat articulaire. On note, parmi les cas les plus probants, ceux de Guarnier, Foa et Bordonne-Ufreduzzi, Popescu, Guiffry, Testi, Monti, Belfanti et Somiter, Picque et Veillon, Boulloche, Macaigne et Chipault, Chantemesse, Widal et Meslay.

Dans la fièvre typhoïde, les déterminations articulaires sont fort rares ; les recherches ont donc été peu nombreuses. On a rapporté quelques observations où le bacille d'Eberth a été rencontré d'une manière positive. Un cas de Smirnow, un autre de Delanglade et Chibret, celui de Grancher, ne laissent aucun doute sur ce sujet. Les expériences d'Orloff et Colzi sur le lapin conduisent à la même conclusion.

Le gonocoque, le pneumocoque, le bacille d'Eberth, sont, jusqu'ici, les seuls microbes spécifiques dont l'examen bactériologique ait révélé l'action sur les jointures. Nous ne saurions, néanmoins, trop insister sur ce fait que, dans l'immense majorité des arthrites de la blennorrhagie, de la pneumonie, de la fièvre typhoïde, les microbes spécifiques font défaut; ces arthrites sont alors dues à des germes d'infection secondaire, staphylocoques, streptocoques, parfois, enfin, on n'y trouve aucun parasite.

Dans le pus des arthropathies de l'érysipèle, on rencontre le plus souvent le streptocoque seul, qui est l'agent de l'infection causale ; celui-ci est, parfois, mélangé à d'autres germes infectieux, staphylocoques, etc.

2° On y signale des microbes d'infections secondaires. Les microbes d'infections secondaires se voient très souvent dans les jointures atteintes de pseudo-rhumatisme. On y compte les staphylocoques, le *citreus*, et, surtout, les streptocoques. Nous verrons un peu plus loin que la plupart des arthropathies de la rougeole, de la variole, de la scarlatine, etc., reconnaissent comme cause déterminante, non le germe de l'infection primitive, mais les nombreux cocci pathogènes.

3° On ne trouve aucun parasite. L'arthrite est dite alors amicrobienne. Ce cas est le plus fréquent. Les recherches les plus minutieuses ne révèlent aucun microorganisme au niveau des articulations lésées. Ce résultat négatif dépend de deux causes. En premier lieu, le parasite a déjà disparu du liquide articulaire, au moment où l'examen bactériologique est pratiqué. On a rapporté des observations où le germe spécifique, ayant été d'abord constaté, n'était plus décelable au bout d'un certain temps. A-t-il été phagocyté ? C'est fort plausible. En second lieu, il est possible qu'il n'y ait jamais eu le moindre microbe dans l'article malade. On admet alors que l'inflammation de celui-ci est d'origine toxique. La genèse de ces arthropathies est attribuée aux toxines microbiennes.

En général, le pseudo-rhumatisme se manifeste presque au terme de l'infection. Par conséquent, les symptômes généraux, fièvre, malaises, etc., devancent beaucoup les arthropathies. Dans la blennorrhagie, par exemple, la complication articulaire survient du sixième au vingtième jour.

Chaque pseudo-rhumatisme a sa physionomie spéciale, ses jointures de choix, une évolution personnelle. La blennorrhagie a une préférence marquée pour le poignet, le genou, l'articulation sterno-claviculaire ; la fièvre typhoïde, pour la hanche ; la pneumonie, pour l'épaule ; la scarlatine, pour les petites jointures. L'arthrite blennorrhagique se termine habituellement par une formation plastique, fibreuse, ankylosante. Les infections à streptocoques donnent lieu à des arthrites suppurées avec des phénomènes généraux graves de septicémie et de pyohémie. Les déterminations articulaires de nature purement toxique se résolvent habituellement sans laisser de traces.

Le rhumatisme blennorrhagique offre le tableau complet des pseudo-rhumatismes infectieux ; c'est le plus fréquent et le mieux connu. Nous allons en décrire les diverses formes.

On en distingue six principales.

1° La forme arthralgique. Elle est constituée par des douleurs très vives au niveau des jointures ; ces douleurs sont exagérées par les mouvements et la pression ;

2° La forme hydropique ; un épanchement de sérosité se forme dans une articulation ; c'est une hydarthrose infectieuse à développement rapide, à résorption lente ;

3° La forme de polyarthrite subaiguë. Plusieurs articles sont touchés. Comme le nom l'indique, les douleurs sont légères ; le gonflement est plus ou moins marqué. L'inflammation disparaît habituellement, sans qu'il en subsiste le moindre vestige. Exceptionnellement, une ou deux articulations restent enflammées et s'immobilisent dans l'ankylose. Quelquefois on constate, en même temps, de l'hydarthrose. Cette forme est alors mixte ;

4° La monoarthrite aiguë, plastique, ankylosante. Elle comprend deux périodes. La première est caractérisée par des douleurs très vives et par un œdème rouge, d'aspect inflammatoire, donnant l'image du phlegmon véritable ; cette ressemblance lui a mérité le nom d'œdème pseudo-phlegmoneux. Ce qui le distingue du vrai phlegmon, c'est l'absence de tuméfaction des ganglions voisins, le manque de fluctuation, le peu d'élévation de la température. Une incision, qu'on doit éviter, n'amène alors que du sang, de la sérosité, pas de pus, et n'empêche pas l'œdème de persister. A la deuxième période, le membre devient rapidement impotent et s'ankylose définitivement, d'où l'indication formelle de l'immobiliser au plus vite dans une bonne position ;

5° L'arthrite franchement purulente, qui est rare, et l'arthrite séro-purulente, beaucoup plus fréquente ; le liquide est épais, visqueux, séro-purulent ;

6° La polyarthrite déformante progressive. Cette forme, qui a été signalée par Besnier, simule le rhumatisme des goutteux.

Telles sont les modalités que peut affecter le rhumatisme blennorrhagique. La plus commune est la forme plastique, fibreuse, ankylosante.

Toutes les infections peuvent exercer une action semblable sur les articulations.

La streptococcie détermine les arthrites purulentes de l'érysipèle, de la fièvre puerpérale, de la scarlatine, de la diphtérie, bref, de toutes les autres maladies infectieuses. Les arthralgies ou arthrites séreuses, qui se déclarent au cours de ces mêmes infections, sont sous la dépendance ou bien du microbe spécifique de l'état morbide général, ou bien des staphylocoques, ou bien des toxines microbiennes, ou même des streptocoques à virulence atténuée.

Ces constatations, relativement récentes, ont permis de rétrécir considérablement le cadre des pseudo-rhumatismes. Au lieu d'en rattacher un particulièrement à chaque état infectieux, on admet seulement les pseudo-rhumatismes à microbes spécifiques, à staphylocoques, à streptocoques, à toxines microbiennes, ces trois derniers pouvant se rencontrer dans toutes les infections.

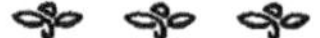

VI. — *Traitement des rhumatismes (Le rhumatisme et l'Erséol).*

1° *Traitement du rhumatisme articulaire aigu.*

Le salicylate de soude était, jusqu'ici, le seul médicament spécifique du rhumatisme articulaire aigu. C'est Germain Sée qui, le premier, en 1877, en a fait connaître les succès merveilleux. L'action est d'autant plus marquée que le rhumatisme articulaire est plus récent, qu'il est plus aigu et plus franchement inflammatoire.

L'efficacité dépend surtout du mode d'administration. Il faut donner, dès le premier jour, la dose maxima qu'on juge nécessaire pour le cas à traiter. Cette dose est de 7 à 8 grammes en 24 heures chez un adulte atteint de polyarthrite aiguë intense avec fièvre élevée. Si le rhumatisme est moins inflammatoire et la fièvre moins forte, on ne dépasse pas 6 grammes ; enfin dans les cas subaigus, légers, on peut s'en tenir à 4 ou 5 grammes.

Il est nécessaire de fractionner la dose. Il vaut mieux donner un gramme toutes les deux heures que 8 ou 9 grammes en trois fois dans les 24 heures. On épargne ainsi au malade de sérieux malaises et même des accidents graves.

En continuant longtemps les doses élevées, on ne tarderait pas à observer des effets d'accumulation. On diminue donc la dose après les deux ou trois premiers jours du traitement. Pour affermir la guérison, la médication salicylée doit être continuée un certain temps, quinze jours, au moins, d'après G. Sée.

Le salicylate de soude est mieux toléré par l'estomac, si l'on ingère en même temps de l'eau de Vichy ou du lait. Il est évident que toutes les autres indications imposées par la maladie devront être scrupuleusement suivies : liberté du ventre, diète, enveloppement ouaté des articulations malades, liniment au salicylate de méthyle, etc.

Chez les enfants qui supportent bien le salicylate de soude, la dose varie avec l'âge. Elle est de 2 à 3 grammes au-dessous de six ans, 3 à 4 grammes de six à dix ans, 4 à 5 grammes à partir de dix ans.

Le salicylate de soude agit tout aussi bien dans le rhumatisme abarticulaire, rhumatisme musculaire, sciatique rhumatismale, etc.

Intolérance, contre-indications. — Les bourdonnements d'oreilles, la surdité passagère, sont les premiers signes de l'intolérance du salicylate. Des nausées, des vomissements, des troubles visuels, du délire, quelquefois même des accidents cardiaques, sont des symptômes d'intoxication plus profonde ; il faut se garder d'en arriver là. Toutes les néphrites, sauf la néphrite du rhumatisme lui-même, contre-indiquent formellement l'usage du salicylate de soude, qui produit des congestions hémorrhagiques des reins et augmente l'albuminurie. Ce médicament est interdit si le pouls est déjà déprimé et le cœur affaibli, par crainte d'un collapsus. Bondet l'accuse de provoquer un certain éréthisme cardiaque qui n'est pas sans influence sur la production de l'endocardite.

Le salicylate occasionne des règles profuses et peut déterminer l'avortement ; on ne doit donc pas l'employer dans la grossesse. Il ne semble pas contre-indiqué dans l'ictère rhumatismal, bien qu'il soit lui-même capable de congestionner le foie et d'engendrer l'ictère. Il exerce une action irritante sur les premières voies digestives, donne quelquefois une sensation de brûlure dans la gorge et dans l'estomac et amène des nausées et des vomissements excessivement douloureux.

Lorsque l'intolérance du malade ou les contre-indications du médicament ont fait renoncer à l'usage de ce dernier, on a recours à ses succédanés (antipyrine, benzoate de soude, etc.).

Mais toutes ces substances n'ont pas sur le rhumatisme articulaire l'action spécifique du salicylate de soude. D'autre part, les effets fâcheux de celui-ci sont tels, à cause surtout des doses massives qui sont nécessaires, que beaucoup de malades aiment mieux supporter les douleurs de leur rhumatisme que les souffrances occasionnées par le médicament. Le rêve serait de posséder un remède qui aurait la valeur absolue du salicylate et qui ne présenterait ni ses dangers ni même ses simples inconvénients. Ce rêve est réalisé par l' " **ERSÉOL PRUNIER** ".

Propriétés thérapeutiques. — Les applications thérapeutiques de l' " **ERSÉOL** " se déduisent suffisamment de sa composition. Tous les médecins connaissent l'action de l'acide salicylique, qui est identique à celle du salicylate de soude. Le soufre, qui lui est conjugué dans l' " **ERSÉOL** ", joue un rôle très important. Le soufre, en effet, est un puissant modificateur de l'économie. Il prépare les milieux organiques à recevoir les effets du corps actif auquel il est combiné ; il renforce considérablement l'action de ce dernier élément. Il semble qu'il remplisse au sein de l'organisme l'office de mordant, qu'il constitue une opsonine. Ce fait explique la suffisance des doses relativement faibles d' " **ERSÉOL** " qui sont nécessaires pour amener la guérison, comme on le verra à la posologie.

Nous dirons quelques mots du troisième composant de l' " **ERSÉOL** ", la *Quinoléine*.

On obtient la *quinoléine* en distillant la quinine, la cinchonine et quelques autres alcaloïdes naturels, en présence des hydrates alcalins. C'est un liquide oléagineux, réfractant beaucoup à la lumière ; il bout à 238° centigrades.

Récemment préparée, la quinoléine est incolore, mais elle se colore à la lumière du jour. Elle est insoluble dans l'eau, se dissout facilement dans l'alcool, l'éther, le chloroforme et la benzine. Avec les acides, elle forme des sels déliquescents ; quelques-uns cristallisent, comme le tartrate, le sulfo-salicylate.

De nombreuses expériences thérapeutiques ont montré que la quinoléine produit des effets identiques à ceux de la quinine. Introduite dans la circulation, elle fait baisser la température. Ses propriétés antiseptiques sont supérieures à celles du salicylate de soude, de l'acide phénique, de l'acide borique et de l'alcool. A la proportion de 0,20 o/o, elle empêche la décomposition des matières albuminoïdes, la végétation des bactéries dans les liquides nutritifs et la fermentation lactique. En solution à 0,40 o/o, elle empêche la putréfaction du sang et la séparation de la caséine du lait ; à 1 o/o, elle empêche la coagulation du sang, ce que la quinine ne peut pas faire complètement.

Les sels de quinoléine ne donnent ni vertiges ni bourdonnements d'oreilles.

La quinoléine possède donc les propriétés de la quinine, et, dans certains cas, est plus efficace que celle-ci. Les doses de quinoléine en combinaison avec un acide sont les mêmes que celles de la quinine.

Des considérations qui précèdent il résulte que l' " **ERSÉOL PRUNIER** " combattra efficacement toutes les affections d'origine rhumatismale ou infectieuse.

Les observations qui vont suivre prouveront l'action, pour ainsi dire, spécifique de l' " **ERSÉOL** " contre la polyarthrite aiguë, le rhumatisme abarticulaire, la grippe, les névralgies arthritiques ou paludéennes. Son pouvoir infertilisant rend compte des résultats concluants qu'il fournit dans tous les états infectieux à leur début.

Posologie. — L' " **ERSÉOL PRUNIER** " est présenté sous forme de cachets contenant 0,25 centigrammes de sulfo-salicylate de quinoléine. On en fait prendre aux adultes de 2 à 4 cachets par jour, ou même un cachet toutes les trois heures, selon l'intensité de la maladie. Il est recommandé de donner chaque cachet dans du lait, une tisane, ou mieux au cours du repas, si le malade s'alimente. La dose pour les enfants est de un ou deux cachets par jour, suivant l'âge.

Contre-indications. — L' " **ERSÉOL** " n'a, autant dire, pas de contre-indications. Nous avons vu que les symptômes toxiques que développe parfois le salicylate de soude étaient surtout dus aux doses énormes nécessaires pour obtenir une action efficace. Les doses d' " **ERSÉOL** " procurant un résultat identique sont bien moins considérables ; elles ne risquent donc pas de congestionner le foie, les reins et autres viscères, de provoquer le collapsus. Elles ne donnent pas cette sensation de brûlure, si désagréable à la gorge et dans l'estomac, que nous avons signalée parmi les méfaits du salicylate. Les propriétés toniques de la quinoléine contrebalancent la dépression qui peut provenir de l'acide salicylique. Il est toujours bon cependant, par excès de prudence, de surveiller attentivement un malade soumis à l' " **ERSÉOL** ", et dont le cœur et les reins seraient dans un état de décrépitude avancée.

2° *Traitement des pseudo-rhumatismes infectieux.*

Les pseudo-rhumatismes infectieux n'ont pas de médicament spécifique, comme la polyarthrite aiguë. Quelques indications générales dirigent alors la conduite du médecin.

La première est de traiter l'infection causale, si elle est connue. Il faut ensuite calmer la douleur. L'antipyrine, le salicylate de soude lui-même, qui agit quelquefois dans cette variété d'arthrites, le repos au lit, les onctions calmantes, l'enveloppement ouaté des membres, amènent presque toujours un certain soulagement.

Contre l'hydarthrose, on emploie les vésicatoires, les pointes de feu, la teinture d'iode. Si ces moyens échouent, on a recours à la ponction.

Dans le cas d'arthrite plastique ankylosante, le premier soin du médecin est d'immobiliser l'article affecté dans une bonne position. Dès que l'inflammation s'est éteinte et que la douleur s'est apaisée, on mobilise régulièrement et énergiquement la jointure, malgré les souffrances que cette manœuvre occasionne au malade. L'indication capitale est d'empêcher la production des adhérences, ou de les rompre si elles sont déjà formées. Les massages méthodiques et l'électricité combinés sont alors d'un précieux secours.

Une pyarthrose localisée à une ou deux jointures réclame l'intervention du chirurgien.

L' " **ERSÉOL PRUNIER** " occupe une place prépondérante dans le traitement *médical* des pseudo-rhumatismes infectieux. Son pouvoir antiseptique lui ménage une action souvent décisive contre les complications articulaires des infections, aussi bien que contre les infections elles-mêmes. Les observations suivantes mettront en évidence de beaux résultats obtenus avec l' " **ERSÉOL PRUNIER** ".

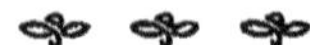

VII. — *Observations cliniques.*

Observation n° 1. — Mars 1910. — Rhumatisme musculaire aigu.

Mme L..., 27 ans, atteinte de rhumatisme musculaire aigu (du cou, de l'épaule et même du thorax) limité à gauche, avec température de 39° le soir et même sueurs abondantes, la nuit surtout.

On essaie d'abord le salicylate de soude avec le salicylate de méthyle en applications. Aucun résultat au bout de 3 jours.

Comme ce rhumatisme localisé paraît être ou consécutif ou en relation avec une inflammation des racines rachidiennes des nerfs des plexus cervical et dorsal, on pense à administrer l'iodure de potassium à la dose de 1 gramme par jour en deux fois. Au bout de huit jours, le résultat est aussi négatif qu'avec le salicylate de soude.

Dans ces conditions, et après que les traitements inutiles eurent duré au minimum 2 semaines, on a essayé l' " **ERSÉOL PRUNIER** ", nouveau produit recommandé contre les affections rhumatismales.

L' " **ERSÉOL PRUNIER** " a été administré sous forme de cachets de 0,25 centigrammes, à la dose de 4 cachets par jour. Dès le 2e jour, soulagement très appréciable, qui va en augmentant chaque jour, de telle sorte qu'au bout de 12 jours de traitement, la malade était revenue à son état normal, sans éprouver les vertiges et les bourdonnements d'oreilles causés par le salicylate de soude, sans la saveur métallique et les inconvénients inhérents à l'iodure de potassium, et sans aucune manifestation désagréable du côté de l'estomac (cuissons, brûlures), Mme L... ayant pris les cachets au début des repas, ou en les accompagnant d'une grande tasse de lait.

Le seul phénomène qu'elle ait remarqué à d'assez rares intervalles était une régurgitation avec goût fade et amer. Mme L... n'a jamais présenté d'albumine dans ses urines ; elle est mère de deux enfants, est parfaitement saine, et n'est pas spécifique.

Observation n° 2. — Rhumatisme blennorrhagique généralisé.

Ca..., 28 ans. Jeune homme robuste, de bonne constitution, d'excellente santé habituelle, n'offrant rien de particulier dans ses antécédents héréditaires et personnels. Il vient me consulter pour une vive douleur du coude qui le tourmente depuis deux ou trois jours. C'est la première manifestation articulaire éprouvée par le malade.

Il y a environ un mois, il a été atteint de blennorrhagie qu'il a soignée avec les spécialités des vespasiennes. Cette blennorrhagie a été assez forte. Actuellement, l'écoulement, bien plus faible qu'au début, persiste néanmoins et se reproduit continuellement. Depuis que la douleur a commencé à se faire sentir, il a sensiblement diminué.

L'articulation du coude n'a pas de coloration anormale; elle présente un léger gonflement : elle est très sensible à la pression ; le mouvement spontané ou provoqué est excessivement douloureux.

Le diagnostic s'imposait : arthrite blennorrhagique.

Le lendemain, l'articulation de l'épaule était prise de la

même manière que celle du coude ; le soir, l'articulation du genou s'enflammait à son tour. Bref, en huit jours de temps, toutes les articulations des membres supérieurs et inférieurs, la colonne vertébrale elle-même, se trouvaient atteintes par l'infection.

Le malade est dans son lit, couché sur le dos, dans une immobilité absolue. La moindre velléité de mouvement volontaire lui arrache des cris, tant la douleur est vive ; pour la même raison, il n'est pas possible de le remuer. Le cœur est bon.

Cet état morbide résiste au salicylate de soude, à la quinine, à l'antipyrine, à l'iodure, à l'arsenic, etc., et se prolonge, sans changement, pendant près de trois semaines. Le malade ne prend pas d'autre aliment que du lait ; il a beaucoup maigri.

A ce moment, j'ai connaissance de l' " **ERSÉOL PRUNIER** ". On m'apprend les résultats excellents qu'il a donnés dans des cas de rhumatisme aigu. Devant l'insuccès de la médication ordonnée jusque-là, je n'hésite pas à prescrire l' " **ERSÉOL PRUNIER** " à mon malade, à la dose de 4 cachets par jour.

Dès le premier jour du traitement, la douleur se calmait légèrement, mais les symptômes objectifs ne subissaient aucune modification. Le second jour, l'atténuation de la douleur était très accentuée et quelques mouvements devenaient possibles. Le troisième jour, la douleur était totalement abolie, le gonflement articulaire commençait à se résoudre, le malade remuait ses bras et ses jambes et pouvait s'asseoir sur son lit. Il se levait le cinquième jour, et huit jours exactement après le début du traitement par l' " **ERSÉOL** ", il venait me voir à mon cabinet.

Ca... ne souffrait plus. Quelques mouvements étaient encore pénibles, difficiles ; certaines articulations demeuraient légèrement empâtées, mais il n'y avait plus la moindre douleur.

Une nouvelle période de huit jours de traitement à l' " **ERSÉOL PRUNIER** " dissipait complètement les derniers vestiges de l'infection blennorrhagique. Le malade était guéri, sans reliquat d'aucune sorte.

Observation n° 3. — Rhumatisme articulaire aigu.

M. Bes..., 38 ans, est sujet à des crises de rhumatisme articulaire aigu depuis de longues années. La durée de ces crises a progressivement augmenté et les trois dernières ont, chaque fois, tenu le malade alité pendant un mois.

La guérison n'est d'ailleurs jamais complète. Dans l'intervalle des accès, il persiste de la sensibilité, de la raideur dans certaines articulations ; les pieds sont particulièrement atteints. Les mouvements de flexion et d'extension sont impossibles. Si M. Bes... veut essayer de les exécuter en forçant un peu, la douleur l'arrête aussitôt.

Au commencement d'avril, il est repris d'une crise aiguë, d'abord légère, mais qui, au bout d'une huitaine de jours, dépassait les dernières en violence. C'est seulement alors que je suis appelé.

Les articulations du poignet et de l'épaule des deux côtés sont très fortement atteintes. Le malade ne peut imprimer aucun mouvement à ses bras ; la douleur est extrêmement vive. Les articulations tibio-tarsiennes sont touchées aussi, mais avec moins d'intensité. Bes... escompte son mois de maladie.

Je lui donne l' " **ERSÉOL PRUNIER** ", 4 cachets par jour dans du lait.

A partir du 2e jour, la douleur diminuait d'acuité. Elle disparaissait complètement à la fin du 3e jour, à la grande surprise du patient et du médecin, qui n'avaient jamais vu des souffrances de cette nature se calmer si rapidement.

Bes... recommençait aussitôt à se servir de ses bras ; il se levait, pouvait se tenir debout, marcher, et douze jours après le début du traitement à l' " **ERSÉOL PRUNIER** ", il reprenait ses occupations habituelles.

La brièveté de cette crise dont la violence progressive du commencement annonçait une durée peu ordinaire, n'a pas laissé de le surprendre.

Observation n° 4. — Rhumatisme.

M. Z..., 56 ans, rue Sauffron, Paris.

Souffre habituellement, c'est-à-dire presque chaque année, de douleurs rhumatismales, qui, d'abord aiguës, sont devenues subaiguës dans la suite, sans qu'il se soit produit, pour cela, des nodosités au niveau des articulations des doigts des pieds et des mains.

Les douleurs touchent de préférence les articulations des genoux, des pieds, des épaules, coudes et poignets. Très peu les petites articulations. Cette année (1910), vers le 12 avril, ces douleurs s'étaient accompagnées, en outre, de lumbago très aigu, qui l'avait cloué d'emblée sur le lit et avait précédé immédiatement les fluxions articulaires.

Traitement du début, 4 cachets d' " **ERSÉOL PRUNIER** ". Le lumbago a duré à peine deux jours ; quant au gonflement et aux douleurs articulaires, elles disparurent progressivement en 6 à 7 jours environ, au bout desquels on diminua les cachets peu à peu jusqu'à n'en plus donner que deux par jour.

On prescrivit, en même temps, du salicylate de méthyle en application sur les articulations atteintes.

Observation n° 5. — Rhumatisme goutteux.

S..., 40 ans, boulevard des Batignolles, Paris.

A éprouvé il y a deux ans des douleurs rhumatismales aiguës au niveau du gros orteil droit, laissant supposer qu'il pouvait s'agir dans ce cas particulier de goutte classique, s'il n'était survenu, en même temps, des douleurs dans les autres articulations.

A cette époque, les douleurs avaient duré un mois environ et l'avaient forcé à garder la chambre tout ce temps. Il avait été soigné avec du salicylate de soude.

Le 6 avril 1910, les mêmes douleurs reparaissent dans les deux gros orteils en même temps, cependant plus accusées à droite. Mêmes caractères que la première fois. Il n'y a pas d'albumine dans les urines, et le cœur est intact.

On donne de l' " **ERSÉOL PRUNIER** " (3 cachets par jour). Un cachet au commencement des repas, qui sont légers et consistent surtout en laitages et légumes cuits. Il est bien supporté. Disparition du gonflement des orteils, de la rougeur de la peau et des douleurs au bout de 8 à 10 jours. Le 16 avril, il pouvait reprendre ses occupations journalières.

Observation n° 6. — Céphalalgie arthritique.

Mme X..., 30 ans. Neuro-arthritique. Souffre de temps en temps, à la tête, de névralgies rhumatismales très pénibles. Un courant d'air, un léger refroidissement, suffisent pour déterminer une crise. Elle les fait disparaître assez vite avec des cachets à base d'antipyrine et de quinine, mais c'est au détriment de son estomac. Ces cachets provoquent de tels troubles gastriques que la malade en retarde l'emploi le plus possible, et n'y a recours qu'à la dernière extrémité. Parfois, elle préfère le mal de tête aux maux d'estomac.

Je lui ai conseillé l' " **ERSÉOL PRUNIER** ", certain que ce produit est sans action nuisible sur la muqueuse gastrique, et espérant qu'il se montrerait efficace contre la névralgie. Mon attente n'a pas été trompée. Ma malade a fait plusieurs fois usage de l' " **ERSÉOL PRUNIER** " contre ses accès de céphalalgie arthritique. La douleur est calmée aussi vite et aussi bien que par les cachets précités, et l'estomac n'en a pas ressenti le moindre inconvénient.

Observation n° 7. — Arthritisme. — Douleurs rhumatismales.

M. X..., 47 ans, arthritique nerveux, se plaint à différentes reprises de douleurs névralgiques. Malgré un régime sévère et une hygiène scrupuleuse, ces accès douloureux reviennent fréquemment. Actuellement, la névralgie rhumatismale est localisée dans l'épaule gauche.

Le traitement par l' " **ERSÉOL** " est institué de la façon suivante : un cachet pendant les trois premiers jours, deux cachets les quatre jours suivants. Il n'a ressenti aucun malaise, ni nausées, ni vertiges.

En revanche, l'élément douleur s'est atténué dès le quatrième jour et a disparu vers le sixième.

Un mois après, nouvelle crise douloureuse dans la même région ; nouveau traitement suivi de la même façon, sédation rapide de la douleur.

Observation n° 8. — Ulcération marginale de la cornée droite, d'origine rhumatismale, chez une spécifique.

Mme J..., 39 ans, a eu la syphilis il y a une dizaine d'années. Début méconnu ou ignoré, pas de traitement.

A mon interrogatoire, je trouve la trace d'accidents secondaires (plaques muqueuses de la gorge, etc.).

Il y a deux ans, elle me consulta pour des syphilides cutanées. Soumise au traitement spécifique, la guérison survient.

Le traitement fut ensuite repris à différents intervalles, sans qu'il me fût donné d'observer de nouvelles lésions.

Mme J... est borgne ; elle a perdu l'œil gauche à la suite d'un traumatisme (pointe de ciseaux), et elle porte un œil artificiel.

Il y a deux mois, elle se plaint d'une violente douleur de l'œil droit qui est rouge, tuméfié ; toute la zone périorbiculaire est douloureuse à la pression et même en dehors de tout examen.

Un médecin spécialiste diagnostiqua : « Ulcération marginale de la cornée, d'origine rhumatismale » (la malade ne lui parla pas de syphilis), et il prescrivit un traitement approprié, local et général : salicylate de soude, quinine, iodure de potassium, etc., etc. Rien n'y fit, les douleurs persistèrent, aussi pénibles, le sommeil disparut, ainsi que l'appétit.

Elle vint me voir ; je lui conseillai l' " **ERSÉOL PRUNIER** " aux doses ordinaires, un cachet pendant 3 jours, 2 cachets les jours suivants, et l'engageai à dire au médecin spécialiste qu'elle était spécifique. (Elle m'écouta, mais mon confrère écarta toute corrélation entre la lésion oculaire et la syphilis.) Dès le premier jour de traitement, elle fut soulagée ; après le second, l'insomnie avait cessé, et cette amélioration **fut si nette** que le médecin oculiste la pria de me demander quel médicament je lui avais conseillé de prendre pour obtenir un **résultat si merveilleux et si rapide.**

L'amélioration se maintint et la guérison fut rapide.

VIII. — *L' " ERSÉOL " dans les maladies infectieuses, grippes, etc.*

On a vu la remarquable efficacité de l' " **ERSÉOL** " dans les déterminations articulaires des maladies infectieuses. Cette vertu curative est due, sans conteste, à l'action particulière de l' " **ERSÉOL PRUNIER** " sur l'agent même de l'infection. Grâce au pouvoir infertilisant de ce produit, les microbes pathogènes rencontrent un terrain impropre à leur pullulation, et même à leur existence ; ils sont donc mis dans l'impossibilité de vivre et d'exercer leurs ravages. Si les germes infectieux ont déjà acquis un certain développement, l' " **ERSÉOL PRUNIER** ", grâce à son pouvoir bactéricide, les prend directement à partie, leur ôte de leur vigueur, diminue peu à peu leur puissance morbifique, les affaiblit, les excède; et, finalement, les anéantit.

Tel est le mécanisme par lequel l' " **ERSÉOL** " triomphe des infections dans l'organisme. Son heureuse influence s'étend sur toutes les maladies à germes spécifiques. Prenons comme exemple la grippe, entité morbide fréquente.

On sait qu'à côté d'attaques de grippe bénignes, qui évoluent en quelques jours, on rencontre des formes graves par leur intensité, leur durée, leurs complications. Cette gravité a certainement pour cause la faiblesse, la pauvreté du terrain organique, incapable de se défendre contre l'envahissement microbien ; incapable, à plus forte raison, d'attaquer et de vaincre le bacille pathogène. On comprend sans peine quel secours puissant l' " **ERSÉOL PRUNIER** " apportera dans ces cas difficiles.

De fait, tous les cas de grippe traités par l' " **ERSÉOL PRUNIER** " en ont subi l'influence favorable. Les formes légères ont évolué plus rapidement que d'habitude. En

24 ou 36 heures, la fièvre tombait, la courbature disparaissait et le malade se trouvait guéri. Dans les formes plus sérieuses, l'allure de la maladie n'a jamais pris de caractère alarmant. La fièvre a duré plus ou moins longtemps ; les autres symptômes ont été plus ou moins accusés ; mais le malade a toujours guéri dans un temps bien plus court qu'à l'ordinaire. Après sa guérison, il a éprouvé à un degré bien moindre que de coutume cette dépression nerveuse, cette asthénie que la grippe laisse toujours après elle.

En résumé, dans la grippe, l' " **ERSÉOL PRUNIER** " rend encore plus courtes et plus légères les attaques bénignes. Il réduit au minimum la durée et les dangers des formes graves, prévient les complications, atténue dans de fortes proportions l'asthénie post-grippale, si bien combattue, d'ailleurs, par la " *Neurosine Prunier* ".

En terminant, rappelons que l' " **ERSÉOL PRUNIER** " dissipe admirablement les manifestations diverses, trop souvent insaisissables, de l'arthritisme et du paludisme ; douleurs erratiques, névralgies intermittentes, fugaces, mais désespérantes autant par leur acuité, toute passagère qu'elle soit, que par leur retour invincible.

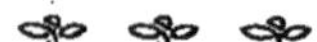

IX. — *Conclusions.*

Les éléments qui sont combinés dans l' " **ERSÉOL PRUNIER** " indiquent clairement ses applications thérapeutiques. Par son acide sulfo-salicylique, il combat efficacement toutes les manifestations du rhumatisme articulaire aigu : arthrites, complications nerveuses, viscérales, musculaires. Il doit être considéré comme le remède spécifique de cette maladie.

La combinaison de l'acide salicylique et de la quinoléine lui confère un pouvoir antiseptique réel, qui lui communique une action certaine dans tous les états infectieux. Grâce à son pouvoir infertilisant, les germes pathogènes tombent sur un terrain rendu stérile et ne peuvent pas se développer.

L' " **ERSÉOL PRUNIER** " n'offre pas les dangers, ni même les inconvénients du salicylate de soude et de la quinine. Il ne s'accumule pas ; il n'irrite pas, ne brûle pas les premières voies digestives ; il ne provoque pas de bourdonnements d'oreilles, de vertiges, de perte de mémoire. Sa faible toxicité le rend, pour ainsi dire, inoffensif.

L' " **ERSÉOL PRUNIER** " se recommande donc à l'attention des praticiens par la sécurité qu'il donne et par sa valeur thérapeutique.

Paris-Poitiers. — Société française d'Imprimerie.

www.ingramcontent.com/pod-product-compliance
Ingram Content Group UK Ltd.
Pitfield, Milton Keynes, MK11 3LW, UK
UKHW021515260726
13993UKWH00004B/1679